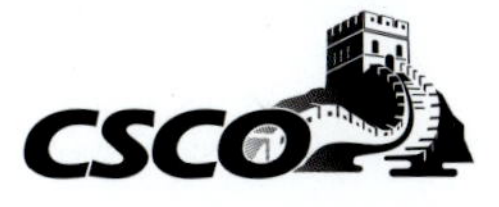

中国临床肿瘤学会（CSCO）

抗肿瘤治疗所致中性粒细胞减少症诊断、预防和治疗指南 2025

GUIDELINES OF CHINESE SOCIETY OF CLINICAL ONCOLOGY (CSCO)

DIAGNOSIS, PREVENTION, AND MANAGEMENT OF ANTITUMOR THERAPY-INDUCED NEUTROPENIA

中国临床肿瘤学会指南工作委员会　组织编写

人民卫生出版社

·北　京·

图书在版编目（CIP）数据

中国临床肿瘤学会（CSCO）抗肿瘤治疗所致中性粒细胞减少症诊断、预防和治疗指南. 2025 / 中国临床肿瘤学会指南工作委员会组织编写. -- 北京 ：人民卫生出版社，2025. 8（2025. 10 重印）. -- ISBN 978-7-117-38383-7

Ⅰ. R730. 6-62

中国国家版本馆 CIP 数据核字第 2025AV5077 号

中国临床肿瘤学会（CSCO）抗肿瘤治疗所致中性粒细胞减少症诊断、预防和治疗指南 2025

Zhongguo Linchuang Zhongliu Xuehui（CSCO）Kangzhongliu Zhiliao Suozhi Zhongxinglixibao Jianshaozheng Zhenduan、Yufang he Zhiliao Zhinan 2025

组织编写：中国临床肿瘤学会指南工作委员会
出版发行：人民卫生出版社（中继线 010-59780011）
地　　址：北京市朝阳区潘家园南里 19 号
邮　　编：100021
E - mail：pmph @ pmph.com
购书热线：010-59787592　010-59787584　010-65264830
印　　刷：北京顶佳世纪印刷有限公司
经　　销：新华书店
开　　本：787 × 1092　1/32　　印张：2
字　　数：54 千字
版　　次：2025 年 8 月第 1 版
印　　次：2025 年 10 月第 2 次印刷
标准书号：ISBN 978-7-117-38383-7
定　　价：42.00 元
打击盗版举报电话：010-59787491　E-mail：WQ @ pmph.com
质量问题联系电话：010-59787234　E-mail：zhiliang @ pmph.com
数字融合服务电话：4001118166　E-mail：zengzhi @ pmph.com

中国临床肿瘤学会指南工作委员会

中国临床肿瘤学会（CSCO）

抗肿瘤治疗所致中性粒细胞减少症诊断、预防和治疗指南

2025

组　　长 马　军　秦叔逵　朱　军

副 组 长 李　进　吴德沛　江泽飞　王建祥　胡　豫　宋玉琴　赵东陆

顾　　问 沈志祥　于金明

秘 书 组 赵东陆　张　岩

专 家 组（以姓氏汉语拼音为序）

白　鸥　　吉林大学白求恩第一医院
蔡修宇　　中山大学肿瘤防治中心
樊　嘉　　复旦大学附属中山医院
贡铁军　　哈尔滨血液病肿瘤研究所
郭　军　　北京大学肿瘤医院
胡　豫　　华中科技大学同济医学院附属协和医院

黄慧强	中山大学肿瘤防治中心
江泽飞	中国人民解放军总医院肿瘤医学部
李　进	中国药科大学附属上海高博肿瘤医院
李增军	山东省肿瘤医院
梁　军	北京大学国际医院
刘　岩	哈尔滨医科大学附属肿瘤医院
刘　宇	哈尔滨血液病肿瘤研究所
刘基巍	大连医科大学附属第一医院
刘天舒	复旦大学附属中山医院
刘卫平	北京大学肿瘤医院
刘晓晴	中国人民解放军总医院第五医学中心
陆　舜	上海市胸科医院
罗素霞	河南省肿瘤医院

马　军　哈尔滨血液病肿瘤研究所

马健力　哈尔滨医科大学附属肿瘤医院

潘宏铭　浙江大学医学院附属邵逸夫医院

秦叔逵　中国药科大学第一附属医院 / 中国药科大学附属上海高博肿瘤医院

曲秀娟　中国医科大学附属第一医院

沈志祥　上海交通大学医学院附属瑞金医院

宋玉琴　北京大学肿瘤医院

王　洁　中国医学科学院肿瘤医院

王建祥　中国医学科学院血液病医院

王杰军　蚌埠医科大学第一附属医院

吴德沛　苏州大学附属第一医院

吴令英　中国医学科学院肿瘤医院

殷洪涛　　哈尔滨医科大学附属肿瘤医院
于金明　　山东省肿瘤医院
于世英　　华中科技大学同济医学院附属同济医院
赵东陆　　哈尔滨血液病肿瘤研究所
周彩存　　同济大学附属东方医院
朱　军　　北京大学肿瘤医院
邹德慧　　中国医学科学院血液病医院

前言

基于循证医学证据、兼顾诊疗产品的可及性、吸收精准医学新进展，制定中国常见恶性肿瘤的诊断和治疗指南，是中国临床肿瘤学会（CSCO）的基本任务之一。近年来，临床诊疗指南的制定出现新的趋向，即基于诊疗资源的可及性，这尤其适合于发展中国家，以及地区差异性显著的国家和地区。中国是幅员辽阔、地区经济和学术发展不平衡的发展中国家，CSCO 指南需要兼顾地区发展差异、药物和诊疗手段的可及性及肿瘤治疗的社会价值三个方面。因此，CSCO 指南的制定，要求每一个临床问题的诊疗意见根据循证医学证据和专家共识度形成证据类别，同时结合产品的可及性和效价比形成推荐等级。证据类别高、可及性好的方案，作为Ⅰ级推荐；证据类别较高、专家共识度稍低，或可及性较差的方案，作为Ⅱ级推荐；临床实用，但证据类别不高的，作为Ⅲ级推荐。CSCO 指南主要基于国内外临床研究成果和 CSCO 专家意见，确定推荐等级，以便于大家在临床实践中参考使用。CSCO 指南工作委员会相信，基于证据、兼顾可及、结合意见的指南，更适合我国的临床实际。我们期待得到大家宝贵的反馈意见，并将在指南更新时认真考虑、积极采纳合理建议，保持 CSCO 指南的科学性、公正性和时效性。

中国临床肿瘤学会指南工作委员会

目录

CSCO 诊疗指南证据类别

证据特征			CSCO 专家共识度
类别	水平	来源	
1A	高	严谨的 meta 分析、大型随机对照研究	一致共识 （支持意见 ≥ 80%）
1B	高	严谨的 meta 分析、大型随机对照研究	基本一致共识 （支持意见 60%~<80%）
2A	稍低	一般质量的 meta 分析、小型随机对照研究、设计良好的大型回顾性研究、病例 - 对照研究	一致共识 （支持意见 ≥ 80%）
2B	稍低	一般质量的 meta 分析、小型随机对照研究、设计良好的大型回顾性研究、病例 - 对照研究	基本一致共识 （支持意见 60%~<80%）
3	低	非对照的单臂临床研究、病例报告、专家观点	无共识，且争议大 （支持意见 <60%）

CSCO 诊疗指南推荐等级

推荐等级	标准
Ⅰ级推荐	**1A 类证据和部分 2A 类证据** CSCO 指南将 1A 类证据，以及部分专家共识度高且在中国可及性好的 2A 类证据，作为Ⅰ级推荐。具体为：适应证明确、可及性好、肿瘤治疗价值稳定，纳入《国家基本医疗保险、工伤保险和生育保险药品目录》的诊治措施
Ⅱ级推荐	**1B 类证据和部分 2A 类证据** CSCO 指南将 1B 类证据，以及部分在中国可及性欠佳，但专家共识度较高的 2A 类证据，作为Ⅱ级推荐。具体为：国内外随机对照研究，提供高级别证据，但可及性差或者效价比不高；对于临床获益明显但价格较贵的措施，考虑患者可能获益，也可作为Ⅱ级推荐
Ⅲ级推荐	**2B 类证据和 3 类证据** 对于某些临床上习惯使用，或有探索价值的诊治措施，虽然循证医学证据相对不足，但专家组意见认为可以接受的，作为Ⅲ级推荐

1 抗肿瘤治疗所致中性粒细胞减少症的诊断

1.1 中性粒细胞减少症的诊断与分级

中性粒细胞减少症的诊断
肿瘤患者在疾病治疗过程中因抗肿瘤治疗导致的外周血中性粒细胞绝对计数（absolute neutrophil count，ANC）的降低，即血常规结果中 $ANC<2.0\times10^9/L$ 包括临床常见的化疗所致中性粒细胞减少症，也包括放疗、靶向治疗、免疫治疗和细胞治疗所致的中性粒细胞减少症

中性粒细胞减少程度分级[1]	
轻度（1级）	$1.5\times10^9/L\leqslant ANC<2.0\times10^9/L$
中度（2级）	$1.0\times10^9/L\leqslant ANC<1.5\times10^9/L$
重度（3级）	$0.5\times10^9/L\leqslant ANC<1.0\times10^9/L$
危及生命（4级）	$ANC<0.5\times10^9/L$

【注释】

a 中性粒细胞的半衰期为 8~12 小时，因此骨髓必须不断产生中性粒细胞。化疗药物抑制骨髓的造血功能，使成熟的中性粒细胞凋亡后得不到及时更新，导致循环中的中性粒细胞计数减少。

b 中性粒细胞降低的程度与使用治疗药物的种类和剂量有关。在应用细胞周期特异性药物（如紫杉醇、氟尿嘧啶、吉西他滨等）7~14 天后，外周血中性粒细胞出现低谷，14~21 天中性粒细胞恢复。在应用细胞周期非特异性药物（如多柔比星、环磷酰胺等）10~14 天后，外周血中性粒细胞出现低谷，21~24 天恢复，建议于 8~14 天检查患者血常规[2]。

c 当患者采用高剂量或密集方案化疗时，患者的外周血中性粒细胞更可能出现低于正常范围的长时间谷值。

1.2 中性粒细胞减少性发热（FN）的定义与风险评估

1.2.1 概述

FN 的定义[3]	中性粒细胞减少性发热（febrile neutropenia，FN）：严重的中性粒细胞降低（3 级或 4 级）合并发热 发热：单次口腔温度测定 ≥ 38.3℃（腋下温度 ≥ 38.1℃），或口腔温度 ≥ 38.0℃（腋下温度 ≥ 37.8℃）持续超过 1h
第 1 个周期治疗前需要对患者进行 FN 发生风险的评估	疾病类型 治疗目的（根治性化疗、新辅助 / 辅助化疗、姑息化疗） 患者风险因素 治疗方案（药物选择、联合或序贯、剂量强度、剂量密度）
基于 FN 发生风险的化疗方案	高风险方案：对于化疗初治患者的 FN 发生率>20% 的化疗方案 中风险方案：FN 发生率为 10%~20% 的化疗方案 低风险方案：FN 发生率<10% 的化疗方案

【注释】

a 由于肿瘤类型与治疗方案的不同，以及患者自身条件的差异，建议对接受化疗的患者进行分层管理，以实现个体化预防与治疗 FN 的目的。FN 发生后患者感染和死亡风险高，抗生素治疗增加耐药风险，因此，在首次化疗前应进行 FN 发生风险评估，预防 FN 发生尤为重要。

b 在第 1 个治疗周期结束后，以及每个后续化疗周期前均应进行评价，以确定风险分类和治疗目的。

c 如果患者在前一个治疗周期中曾出现 FN 或剂量限制性中性粒细胞减少事件（ANC 谷值或治疗当日 ANC 影响原计划的化疗剂量），但本周期未计划降低剂量强度，则此患者从现在开始属于高风险患者。

d 注意确诊中性粒细胞缺乏期间需要避免经直肠测温或进行直肠检查，以防止肠道定植微生物进入周围黏膜及软组织而引发感染[4]。

e 新辅助化疗：在实施局部治疗（如手术或放疗）前所做的全身性化学药物治疗，目的是使肿块缩小并及早杀灭极少量不可见的转移细胞，以利于后续的手术、放疗等治疗。

f 辅助化疗：在实施局部治疗（如手术或放疗）之后进行的全身性化学药物治疗，目的是消灭可能残留的癌细胞，减少复发和转移的风险。

1.2.2 化疗及其他与肿瘤治疗相关因素

化疗	化疗药物可以杀伤中性粒细胞，同时抑制骨髓的造血功能，使成熟的中性粒细胞凋亡后得不到及时更新，导致循环中的中性粒细胞数量减少 中性粒细胞减少症的发生风险与化疗方案显著相关，包括化疗药物的选择、联合或序贯、剂量强度与疗程密度等。目前尚无统一的风险评估模型，需要综合患者个体及实际情况进行临床判断
放疗[5]	既往放疗是 FN 发生的独立风险因素 骨髓是对放射线高度敏感的组织，其损伤程度取决于放射剂量大小、照射部位和范围、照射时间等，主要影响粒细胞系
ADC 靶向治疗	抗体药物偶联物（ADC）的血液毒性主要由有效载荷（细胞毒药物，如美坦辛衍生物、deruxtecan、伊立替康活性代谢物 SN-38、duocarmycin 前体药物、单甲基澳瑞他汀 F、单甲基澳瑞他汀 E 等）的非特异性分布，以及 Fcγ 受体介导的非特异性摄取等因素共同驱动，如 ADC 中的有效载荷通过非特异性摄取进入骨髓中的分化粒细胞，导致细胞功能受损或死亡；ADC 通过 Fcγ 受体或巨胞饮作用进入巨核细胞和中性粒细胞前体细胞，导致胞内载荷蓄积，引发细胞凋亡等[6-9]。

常见的可能引发 FN 的高危或中危化疗方案见附录 1[2，10-11]。

1.2.3 患者相关因素

患者自身的相关因素是影响 FN 发生风险的重要因素，如有下列任何一项相关因素，即使接受中风险化疗方案，也建议使用粒细胞集落刺激因子（granulocyte colony stimulating factor，G-CSF）类药物进行预防治疗[2，10-11]。

年龄 > 65 岁且接受全量化疗
既往接受过化疗或放疗
持续中性粒细胞减少症（> 10d）
肿瘤侵犯骨髓
近期手术和 / 或开放性创伤
肝功能不全（胆红素 > 2.0mg/dl）
肾功能不全（肌酐清除率 ≤ 50ml/min）
既往发生过 FN
恶性血液淋巴系统疾病
慢性免疫抑制状态，如人免疫缺陷病毒（HIV）感染、器官移植和移植后的长期免疫抑制等
营养 / 体能状况差
进展期疾病
合并心、肺、内分泌等基础疾病

参考文献

[1] U.S. Department of Health and Human Services. Common Terminology Criteria for Adverse Events (CTCAE) Version 5.(2017-11-27)[2025-07-17]. https://dctd. cancer. gov/research/ctep-trials/for-sites/adverse-events/ctcae-v5-5x7. pdf

[2] 中国临床肿瘤学会指南工作委员会 . 中国临床肿瘤学会 (CSCO) 肿瘤放化疗相关中性粒细胞减少症规范化管理指南 (2021). 临床肿瘤学杂志 , 2021, 26 (7): 638-648.

[3] KLASTERSKY J, DE NAUROIS J, ROLSTON K, et al. Management of febrile neutropaenia: ESMO clinical practice guidelines. Ann Oncol, 2016, 27 (suppl 5): v111-v118.

[4] LYMAN GH, KUDERER NM. Epidemiology of febrile neutropenia. Support Cancer Ther, 2003, 1 (1): 23-35.

[5] 中国医师协会放射肿瘤治疗医师分会 , 中华医学会放射肿瘤治疗学分会 , 中国抗癌协会肿瘤放射治疗专业委员会 . 同步放化疗期间应用聚乙二醇化重组人粒细胞刺激因子中国专家共识 (2023 版). 中华肿瘤防治杂志 , 2023, 30 (6): 333-340.

[6] 中国医师协会肿瘤医师分会乳腺癌学组 , 中国抗癌协会国际医疗交流分会 . 中国乳腺癌抗体药物偶联物安全性管理专家共识 . 中华肿瘤杂志 , 2022, 44 (9): 913-927.

[7] NGUYEN TD, BORDEAU BM, BALTHASAR JP. Mechanisms of ADC toxicity and strategies to increase ADC tolerability. Cancers (Basel), 2023, 15 (3): 713.

[8] ZHAO H, GULESSERIAN S, GANESAN SK, et al. Abstract 3853: Potential mechanisms for thrombocytopenia and neutropenia induced by antibody-drug conjugates. Cancer Res, 2016, 76 (14_Supplement): 3853.

[9] ZHAO H, GULESSERIAN S, GANESAN SK, et al. Inhibition of megakaryocyte differentiation by antibody-drug

conjugates (ADCs) is mediated by macropinocytosis: implications for ADC-induced thrombocytopenia. Mol Cancer Ther, 2017, 16 (9): 1877-1886.

[10] National Comprehensive Cancer Network. NCCN Clinical Practice Guidelines in Oncology (NCCN Guidelines®): Hematopoietic Growth Factors Version 1. 2025.(2024-10-11)[2025-07-17]. https://www.nccn.org/professionals/physician_gls/pdf/growthfactors.pdf.

[11] 中国抗癌协会肿瘤临床化疗专业委员会，中国抗癌协会肿瘤支持治疗专业委员会. 肿瘤化疗导致的中性粒细胞减少诊治中国专家共识 (2023 版). 中华肿瘤杂志, 2023, 45 (7): 575-583.

2 抗肿瘤治疗所致中性粒细胞减少症的预防

2.1 中性粒细胞减少性发热的一级预防

一级预防是指首次使用具有骨髓抑制的化疗药物后 24~72 小时使用 G-CSF，以预防 FN 的发生。

接受根治性治疗、术后辅助治疗的患者，为保障治疗剂量足量进行，应使用 G-CSF 进行一级预防。接受姑息性治疗的患者，G-CSF 预防作用尚无定论，需要充分评估风险 - 效益比。

按治疗方案 FN 风险级别分类			Ⅰ级推荐	Ⅱ级推荐	Ⅲ级推荐
分组 1	分组 2	分层			
化疗	接受 FN 高风险化疗方案的患者		建议每周期使用 G-CSF 预防，中断使用 G-CSF 会显著增加患者 FN 发生风险［1A 类］		
	接受 FN 中风险化疗方案的患者	不伴有患者自身风险因素	不建议常规预防性使用 G-CSF［1A 类］		
		伴有 ≥1 个患者风险因素	建议每周期使用 G-CSF 预防（不伴风险因素者除外）［1A 类］		
	接受 FN 低风险化疗方案的患者		不建议常规预防性使用 G-CSF	伴有 ≥2 个患者相关风险因素可酌情考虑是否使用 G-CSF 预防[1]［2B 类］	

中性粒细胞减少性发热的一级预防（续）

按治疗方案 FN 风险级别分类			Ⅰ级推荐	Ⅱ级推荐	Ⅲ级推荐
分组 1	分组 2	分层			
同步放化疗[2]	接受 FN 高风险同步放化疗方案		推荐预防性使用 PEG-rhG-CSF 或 G-CSF-Fc 融合蛋白［1A 类］		
	接受 FN 中风险同步放化疗方案	伴有≥1 项患者风险因素	考虑预防性使用 PEG-rhG-CSF 或 G-CSF-Fc 融合蛋白［1A 类］		
	接受 FN 低风险同步放化疗方案		不常规推荐预防性使用 PEG-rhG-CSF 或 G-CSF-Fc 融合蛋白［1A 类］	可考虑用于合并风险因素的患者［2B 类］	
ADC 药物治疗	接受 FN 高风险 ADC 药物治疗或患者合并 FN 风险因素			定期监测血常规，同时对患者发生中性粒细胞减少的总风险进行评估，决定是否需要预防性使用 G-CSF[3-4]参考化疗 FN 中、高风险方案一级预防原则给予 G-CSF 进行预防[5]［2A 类］	

【注释】

a 对于姑息性治疗患者，如果因患者自身因素导致 FN 风险增加，可考虑预防性使用 G-CSF；如果 FN 风险增加与化疗方案相关，应视情况更换为骨髓不良反应更小的方案或降低药物剂量以减少 FN 的发生风险。

b 预防性使用 G-CSF（包括 PEG-rhG-CSF、G-CSF-Fc 融合蛋白和 rhG-CSF）可以降低包括淋巴瘤、肺癌、乳腺癌等多种肿瘤患者 FN 的发生率、持续时间和严重程度，降低随后的感染率和住院率，有助于患者按时完成全剂量强度化疗[1]。一项荟萃分析纳入 13 项研究（1 518 例患者），结果显示预防性使用 G-CSF 可明显减少感染相关死亡风险（*OR*=0.51；95% *CI* 0.26~1.00；*P*=0.05）、住院时间（*HR*=0.63；95% *CI* 0.49~0.82；*P*=0.000 6）和中性粒细胞恢复时间（*HR*=0.32；95% *CI* 0.23~0.46；*P*<0.000 1）[6]。随机对照研究表明，接受 PEG-rhG-CSF 一级预防患者的 FN 发生率由 17% 降至 1%，住院率由 14% 降至 1%，抗感染药物使用率由 10% 降至 2%[7]。

c 对于接受高风险治疗方案的患者，无论治疗目的是治愈、延长生存时间或是改善疾病相关症状，均建议使用 G-CSF 进行一级预防。一项荟萃分析纳入 3 493 例成年实体瘤和淋巴瘤患者，结果表明，预防性使用 G-CSF 降低了 FN 的发生风险（*RR*=0.54，*P*<0.001），提高了化疗的相对剂量强度（*P*=0.001），并显著降低了患者与感染相关的死亡风险（*RR*=0.55，*P*=0.018）和化疗期间早期病死率（*RR*=0.60，*P*=0.002）[8]。一项系统评价纳入 25 项随机对照试验（12 804 例接受化疗且预防性使用或不使用 G-CSF 的患者），平均随访 5 年，预防性使用 G-CSF 与死亡绝对风险降低 3.4% 相关，预防性使用 G-CSF 的患者全因死亡风险的 *RR* 为 0.9[9]。值得注意的是，生存获益程度与化疗剂量强度相关。

d 预防性使用G-CSF可以节约医疗成本。预防性使用G-CSF后FN风险阈值从40%降低至约20%[10]。如果特定患者的FN风险>20%，那么预防性G-CSF治疗的总治疗费用将大幅降低。虽然在治疗方案中添加G-CSF不可避免地会增加药物成本，但与住院和后续FN治疗费用相比，可以相当于节省大量费用。对于中性粒细胞减少症并发症风险较高的患者，使用G-CSF进行一级预防可能提高成本效益[10-11]。

e NCCN指南指出，对于接受低风险化疗方案的患者，不建议常规预防性使用G-CSF，伴有≥2个患者相关风险因素可酌情考虑使用G-CSF预防[1]。

f 同步放化疗治疗局限期小细胞肺癌时，GM-CSF治疗组中重度（4~5级）血小板减少症的患者显著增多，住院时间显著延长，总生存时间并未改善[1，9]。但后续研究显示，在同步放化疗时预防性应用G-CSF，中性粒细胞减少和FN均得到了有效的控制，并且未发现G-CSF相关不良反应明显增加[12-14]。

g PEG-rhG-CSF预防性治疗较rhG-CSF治疗在降低3~4级中性粒细胞减少的发生率、FN发生率、中性粒细胞减少相关住院率、化疗延迟发生率及抗生素使用率等方面均更具优势[1,15]。研究证实，硫培非格司亭较rhG-CSF在3级及以上中性粒细胞减少持续时间上有非劣且优效结果[16]，艾贝格司亭α具有非劣效于PEG-rhG-CSF的临床效果和安全性，所以对于其他G-CSF适应证，艾贝格司亭α同样适用[17]。

h 戈沙妥珠单抗治疗期间患者可能发生重度甚至危及生命的中性粒细胞减少，应及时使用G-CSF作为二级预防治疗[3]。戈沙妥珠单抗有效载荷为伊立替康活性代谢物SN-38。严重中性粒细胞减少是伊立替康治疗常见的剂量限制不良反应之一，*UGT1A1*多态性是一个主要风险因素。中性粒细胞减少的持续时间与长期系统性 SN-38 暴露显著相关[18]，而 SN-38 又经由 *UGT1A1* 代谢，*UGT1A1* 低活性导致 SN-38 血浆清除率降低，进一步诱导重度中性粒细胞减少[19]。接受维泊妥珠单抗治疗患者给予 G-CSF 一级预防后降低了 FN 发生率，并缩短了住院时间[20]。

2.2 中性粒细胞减少性发热的二级预防

二级预防指如果既往治疗周期中患者发生 FN 或剂量限制性中性粒细胞减少症，则后续化疗周期可以考虑预防性使用 G-CSF。

分组	分层	Ⅰ级推荐	Ⅱ级推荐	Ⅲ级推荐
既往周期治疗发生过 FN 或剂量限制性中性粒细胞减少性事件	既往周期治疗未预防性使用 G-CSF	推荐预防性使用 G-CSF，风险持续存在情况下，推荐每周期给予 G-CSF 预防［1A 类］		
	既往周期治疗已预防性使用 G-CSF	预防性使用 G-CSF 的治疗周期仍发生 FN，需考虑降低治疗药物的剂量［1A 类］		
既往周期治疗未发生过 FN 或剂量限制性中性粒细胞减少性事件		不推荐预防性使用 G-CSF［1A 类］		

【注释】

a 既往研究结果显示，前次化疗后发生 FN 的患者，后续化疗过程中再次发生 FN 的风险为 50%~60%[21]，二级预防性使用 G-CSF 可显著降低患者再次发生 FN 的风险[22]。此外，二级预防可促进化疗导致粒细胞下降的恢复过程，保障下个周期的化疗得以按时足量进行。中断 G-CSF 预防可能增加中性粒细胞减少相关并发症的风险。继续使用 G-CSF 预防相比中断 G-CSF 预防患者发生中性粒细胞减少并发症的风险更低[23]。

b 本周期未预防性使用 G-CSF，下一周期化疗之前须重复评估。

c 是否需要使用 G-CSF 或进行化疗方案调整应根据肿瘤对治疗的敏感性和患者的预后决定。对于某些细胞增殖快、对治疗药物非常敏感的肿瘤，如高度恶性的淋巴瘤、妇科肿瘤、小细胞肺癌、消化道肿瘤[24]和睾丸精原细胞瘤等，应给予足剂量、高密度的化疗，以达到最佳的治疗效果。如果治疗剂量不足或疗程不够，则易诱发肿瘤耐药或无法达到预期的疗效，此时建议使用 G-CSF 以确保原有方案顺利进行，而不应以降低治疗相关的骨髓抑制毒性为目的来调整既定方案，包括降低剂量与推迟治疗。

d 对于既往接受 ADC 治疗发生 ≥3 级中性粒细胞减少症的患者，可以考虑给予 G-CSF 进行二级预防以避免治疗周期延迟或剂量降低[5]。

2.3 预防性使用粒细胞集落刺激因子的方法

药物		使用方法	推荐剂量	停药指征	注意事项
类型	产品				
rhG-CSF	重组人粒细胞刺激因子注射液[25-26]	化疗后次日或最长至化疗后3~4d内开始使用G-CSF	rhG-CSF 5μg/kg（按四舍五入原则计算至最接近的药瓶剂量），皮下或静脉注射，1次/d	持续用药，直至ANC从最低点恢复至正常或接近正常水平（ANC回升至 2.0×10^9/L以上时）	原始粒细胞分化为中性粒细胞至少需要7d，化疗前出现ANC降低，须持续使用至中性粒细胞生成峰出现（建议≥7d）方可开展化疗 短期使用（≤7d）效果欠佳

预防性使用粒细胞集落刺激因子的方法（续）

药物		使用方法	推荐剂量	停药指征	注意事项
类型	产品				
PEG-rhG-CSF	聚乙二醇化重组人粒细胞刺激因子注射液[25-26] 硫培非格司亭注射液[26-27] 拓培非格司亭注射液[27]	每周期化疗结束48h后使用PEG-rhG-CSF 1次 硫培非格司亭注射液在每个化疗周期抗肿瘤药物给药结束24h后皮下注射	聚乙二醇化重组人粒细胞刺激因子和硫培非格司亭皮下注射，固定剂量为6mg，或按患者体重（100μg/kg）进行个体化治疗 拓培非格司亭固定剂量为2mg，或按患者体重（33μg/kg）进行个体化治疗	NA	PEG-rhG-CSF的使用至少需要距离下次化疗12d 尚无足够数据支持周化疗方案后使用PEG-rhG-CSF，因此不推荐使用

预防性使用粒细胞集落刺激因子的方法（续）

药物		使用方法	推荐剂量	停药指征	注意事项
类型	产品				
G-CSF-Fc 融合蛋白	艾贝格司亭 α 注射液[21，27]	艾贝格司亭 α 注射液在每个化疗周期抗肿瘤药物给药结束 24h 后皮下注射	成年人推荐使用剂量为皮下注射 20mg，每个化疗周期注射 1 次	NA	同上

注：NA.（not applicable）不适用。

【注释】

a 研究显示，聚乙二醇化修饰可增大蛋白分子量，降低肾小球滤过率，延长半衰期，同时可遮蔽蛋白表面抗原决定簇，降低免疫原性，此外还可阻止蛋白酶的水解，降低蛋白质降解速率[28]，因此，相比主要经肾脏清除的 rhG-CSF，PEG-rhG-GSF 半衰期更长。PEG-rhG-CSF 与 rhG-CSF 疗效相当，且使用方便。我国开展的临床试验表明，在接受多西他赛 + 多柔比星 + 环磷酰胺（TAC）或多西他赛 + 环磷酰胺（TA）方案化疗的乳腺癌及非小细胞肺癌患者中，预防性使用 PEG-rhG-CSF 100μg/kg 组、PEG-rhG-CSF 6mg 组和 rhG-CSF 5μg/kg 组患者中，3~4 级中性粒细胞减少的持续时间、3~4 级中性粒细胞减少症和 FN 的发生率及不良反应发生率的差异均无统计学意义[29]。

b G-CSF-Fc 融合蛋白由重组人 G-CSF 类似物与人免疫球蛋白 Fc 片段连接而成，其 Fc 片段可增加骨髓摄取量，延长药物在骨髓中的停留时间，从而增强对中性粒细胞生成的刺激作用。临床前研究显示，G-CSF-Fc 融合蛋白在骨髓中的暴露量更高，缩短中性粒细胞减少时间的效果更显著[30]。

c 在临床实践中，患者依从性差、医师意愿或非工作时间用药不便等原因可影响患者临床获益[31]。未规范使用 rhG-CSF 的患者 FN 绝对风险增加 1.8%，相对风险增加 41%[32]。目前，我国临床应用 rhG-CSF 基本存在延迟用药和提前停药的情况，患者依从性差[31]。因此，在非特殊情况下，建议预防用药时选择更为便捷的 PEG-rhG-CSF 或 G-CSF-Fc 融合蛋白，每周期化疗仅需要使用 1 次，提高了患者的依从性，有效保障患者安全及化疗方案足剂量足疗程实施。

参考文献

[1] National Comprehensive Cancer Network. NCCN Clinical Practice Guidelines in Oncology (NCCN Guidelines®): Hematopoietic Growth Factors Version 1. 2025.(2024-10-11)[2025-07-17]. https://www. nccn. org/professionals/physician_gls/pdf/growthfactors. pdf.

[2] 中国医师协会放射肿瘤治疗医师分会，中华医学会放射肿瘤治疗学分会，中国抗癌协会肿瘤放射治疗专业委员会. 同步放化疗期间应用聚乙二醇化重组人粒细胞刺激因子中国专家共识 (2023 版). 中华肿瘤防治杂志，2023, 30 (6): 333-340.

[3] 中国医师协会肿瘤医师分会乳腺癌学组，中国抗癌协会国际医疗交流分会. 中国乳腺癌抗体药物偶联物安全性管理专家共识. 中华肿瘤杂志，2022, 44 (9): 913-927.

[4] 中国药学会医院药学专业委员会，中国抗癌协会肿瘤临床化疗专业委员会. 抗体偶联药物安全性跨学科管理中

国专家共识 . 中国医院药学杂志 , 2023, 43 (1): 1-10, 60.
[5] CHIU JWY, LEE SC, HO JC, et al. Clinical guidance on the monitoring and management of trastuzumab deruxtecan (T-DXd)-Related adverse events: insights from an asia-pacific multidisciplinary panel. Drug Saf, 2023, 46 (10): 927-949.
[6] CLARK OA, LYMAN GH, CASTRO AA, et al. Colony-stimulating factors for chemotherapy-induced febrile neutropenia: a meta-analysis of randomized controlled trials. J Clin Oncol, 2005, 23 (18): 4198-4214.
[7] VOGEL CL, WOJTUKIEWICZ MZ, CARROLL RR, et al. First and subsequent cycle use of pegfilgrastim prevents febrile neutropenia in patients with breast cancer: a multicenter, double-blind, placebo-controlled phase Ⅲ study. J Clin Oncol, 2005, 23 (6): 1178-1184.
[8] KUDERER NM, DALE DC, CRAWFORD J, et al. Impact of primary prophylaxis with granulocyte colony-stimulating factor on febrile neutropenia and mortality in adult cancer patients receiving chemotherapy: a systematic review. J Clin Oncol, 2007, 25 (21): 3158-3167.
[9] LYMAN GH, DALE DC, WOLFF DA, et al. Acute myeloid leukemia or myelodysplastic syndrome in randomized controlled clinical trials of cancer chemotherapy with granulocyte colony-stimulating factor: a systematic review. J Clin Oncol, 2010, 28 (17): 2914-2924.
[10] LYMAN GH, KUDERER NM. The economics of the colony-stimulating factors in the prevention and treatment of febrile neutropenia. Crit Rev Oncol Hematol, 2004, 50 (2): 129-146.
[11] PAWLOSKI PA, THOMAS AJ, KANE S, et al. Predicting neutropenia risk in patients with cancer using electronic data. J Am Med Inform Assoc, 2017, 24 (e1): e129-e135.
[12] BUNN PA, CROWLEY J, KELLY K, et al. Chemoradiotherapy with or without granulocyte-macrophage colony-stimulating factor in the treatment of limited-stage small-cell lung cancer: a prospective phase Ⅲ randomized study of the Southwest Oncology Group. J Clin Oncol, 1995, 13 (7): 1632-1641.
[13] SHEIKH H, COLACO R, LORIGAN P, et al. Use of G-CSF during concurrent chemotherapy and thoracic radiotherapy

in patients with limited-stage small-cell lung cancer safety data from a phase Ⅱ trial. Lung Cancer, 2011, 74 (1): 75-79.

[14] GOMES F, FAIVRE-FINN C, MISTRY H, et al. Safety of G-CSF with concurrent chemo-radiotherapy in limited-stage small cell lung cancer: secondary analysis of the randomised phase 3 CONVERT trial. Lung Cancer, 2021, 153: 165-170.

[15] LIU F, DU Y, CAI B, et al. A clinical study of polyethylene glycol recombinant human granulocyte colony-stimulating factor prevention neutropenia syndrome in patients with esophageal carcinoma and lung cancer after concurrent chemoradiotherapy. J Cancer Res Ther, 2017, 13 (5): 790-795.

[16] XU F, ZHANG Y, MIAO Z, et al. Efficacy and safety of mecapegfilgrastim for prophylaxis of chemotherapy-induced neutropenia in patients with breast cancer: a randomized, multicenter, active-controlled phase Ⅲ trial. Ann Transl Med, 2019, 7 (18): 482.

[17] 中国临床肿瘤学会 (CSCO) 白血病专家委员会 , 中国临床肿瘤学会 (CSCO) 淋巴瘤专家委员会 . 艾贝格司亭 α 注射液临床用药指导原则 (2023 年版). 白血病・淋巴瘤 , 2023, 32 (12): 711-716.

[18] MATHIJSSEN RH, VERWEIJ J, LOOS WJ, et al. Irinotecan pharmacokinetics-pharmacodynamics: the clinical relevance of prolonged exposure to SN-38. Br J Cancer, 2002, 87 (2): 144-150.

[19] HIROSE K, KOZU C, YAMASHITA K, et al. Correlation between plasma concentration ratios of SN-38 glucuronide and SN-38 and neutropenia induction in patients with colorectal cancer and wild-type UGT1A1 gene. Oncol Lett, 2012, 3 (3): 694-698.

[20] 児玉暁人 . ポラツズマブ　ベドチン併用療法における Pegfilgrastim の一次予防投与の有用性 . 癌と化学療法 , 2024, 51 (7): 741-745.

[21] TIMMER-BONTE JN, DE BOO TM, SMIT HJ, et al. Prevention of chemotherapy-induced febrile neutropenia by prophylactic antibiotics plus or minus granulocyte colony-stimulating factor in small-cell lung cancer: a Dutch randomized phase Ⅲ study. J Clin Oncol, 2005, 23 (31): 7974-7984.

[22] CRAWFORD J, OZER H, STOLLER R, et al. Reduction by granulocyte colony-stimulating factor of fever and neu-

tropenia induced by chemotherapy in patients with small-cell lung cancer. N Engl J Med, 1991, 325 (3): 164-170.

[23] SALMON JP, SMAKAL M, KARANIKIOTIS C, et al. Febrile neutropenia (FN) and pegfilgrastim prophylaxis in breast cancer and non-Hodgkin's lymphoma patients receiving high (> 20%) FN-risk chemotherapy: results from a prospective observational study. Support Care Cancer, 2019, 27 (4): 1449-1457.

[24] MAO C, HE Y, XU N, et al. A multicenter, prospective, non-interventional real-world study to assess the effectiveness of mecapegfilgrastim in preventing neutropenia in patients with gastrointestinal cancer. Immun Inflamm Dis, 2024, 12 (8): e1348.

[25] 中国临床肿瘤学会指南工作委员会 . 中国临床肿瘤学会 (CSCO) 肿瘤放化疗相关中性粒细胞减少症规范化管理指南 (2021). 临床肿瘤学杂志 , 2021, 26 (7): 638-648.

[26] 中国抗癌协会肿瘤临床化疗专业委员会 , 中国抗癌协会肿瘤支持治疗专业委员会 . 肿瘤化疗导致的中性粒细胞减少诊治中国专家共识 (2023 版). 中华肿瘤杂志 , 2023, 45 (7): 575-583.

[27] 孙雪岩 , 王舒 , 张智杨 , 等 . 3 种长效粒细胞集落刺激因子临床快速综合评价 . 实用药物与临床 , 2024, 27 (12): 917-922.

[28] MISHRA P, NAYAK B, DEY RK. PEGylation in anti-cancer therapy: an overview. Asian J Pharm Sci, 2016, 11 (3): 337-348.

[29] 徐兵河 , 田富国 , 喻璟瑞 , 等 . 聚乙二醇化重组人粒细胞刺激因子预防化疗后中性粒细胞减少的多中心随机对照Ⅲ期临床研究 . 中华肿瘤杂志 , 2016, 38 (1): 23-27.

[30] BARRETT JA, CHOI J, LAKSHMIKANTHAN S, et al. Eflapegrastim's enhancement of efficacy compared with pegfilgrastim in neutropenic rats supports potential for same-day dosing. Exp Hematol, 2020, 92: 51-61.

[31] 杨晟 , 何小慧 , 刘鹏 , 等 . 聚乙二醇化重组人粒细胞集落刺激因子预防化疗后中性粒细胞减少的有效性分析 . 中国肿瘤临床 , 2015,(12): 626-631.

[32] MORRISON VA, WONG M, HERSHMAN D, et al. Observational study of the prevalence of febrile neutropenia in patients who received filgrastim or pegfilgrastim associated with 3-4 week chemotherapy regimens in community oncology practices. J Manag Care Pharm, 2007, 13 (4): 337-348.

3 抗肿瘤治疗所致中性粒细胞减少症的治疗

分组	分层	Ⅰ级推荐	Ⅱ级推荐	Ⅲ级推荐
接受过或正在接受G-CSF预防	接受rhG-CSF预防	继续给予rhG-CSF治疗［1A类］		
	接受PEG-rhG-CSF或G-CSF-Fc融合蛋白预防		通常不推荐给予rhG-CSF，然而对于长期中性粒细胞减少（超过12~14天）患者，可以考虑给予rhG-CSF支持［2A类］	
未接受过G-CSF预防	存在感染相关并发症或不良结局风险因素	考虑给予rhG-CSF治疗［1A类］		
	不存在感染相关并发症或不良结局风险因素	无须给予rhG-CSF治疗［1A类］		

【注释】

a 较少的证据支持 FN 治疗性使用 G-CSF。虽然 G-CSF 治疗 FN 具有临床优势，如中性粒细胞恢复时间更短、住院时间更短，但这些优势是否能转化为生存优势仍不明确[1-3]。目前尚无研究探讨 rhG-CSF 用于已接受预防性长效 G-CSF 治疗的 FN 患者的作用。长效 G-CSF 治疗后的药代动力学数据显示中性粒细胞减少期间血药浓度仍处于较高水平，提示额外使用 G-CSF 可能无益[4-5]。

b 对于未接受预防性 G-CSF 的 FN 患者，建议进行感染相关并发症或不良临床结局的风险因素评估，不良结局相关风险因素：年龄>65 岁；败血症；ANC<1.0×10^9/L；中性粒细胞减少持续时间预计>10 天；感染性肺炎或临床上有记载的其他感染；侵袭性真菌感染；住院期间发热；既往发生过 FN[6]。

c 治疗性使用 G-CSF 方法：rhG-CSF 5μg/（kg · d），皮下注射，持续给药直至 ANC 恢复正常或者接近正常水平[7]。需要说明的是，对于化疗导致的中性粒细胞减少，可使用 G-CSF 治疗，不推荐使用长效 G-CSF，即 PEG-rhG-CSF 或 G-CSF-Fc 融合蛋白。

参考文献

[1] CLARK OA, LYMAN GH, CASTRO AA, et al. Colony-stimulating factors for chemotherapy-induced febrile neutropenia: a meta-analysis of randomized controlled trials. J Clin Oncol, 2005, 23 (18): 4198-4214.

[2] ESTCOURT LJ, STANWORTH SJ, HOPEWELL S, et al. Granulocyte transfusions for treating infections in people with neutropenia or neutrophil dysfunction. Cochrane Database Syst Rev, 2016, 4 (4): CD005339.

[3] TSUCHIHASHI K, ITO M, OKUMURA Y, et al. Therapeutic use of granulocyte colony-stimulating factor (G-CSF) in patients with febrile neutropenia: a comprehensive systematic review for clinical practice guidelines for the use of G-CSF 2022 from the Japan Society of Clinical Oncology. Int J Clin Oncol, 2024, 29 (6): 700-705.

[4] MELHEM M, DELOR I, PÉREZ-RUIXO JJ, et al. Pharmacokinetic-pharmacodynamic modelling of neutrophil response to G-CSF in healthy subjects and patients with chemotherapy-induced neutropenia. Br J Clin Pharmacol, 2018, 84 (5): 911-925.

[5] 宋媛媛，石远凯，张春玲，等．Y 型聚乙二醇重组人粒细胞集落刺激因子注射液 I 期临床药代动力学和药效学研究．中国新药杂志，2013, 22 (01): 68-74.

[6] National Comprehensive Cancer Network. NCCN Clinical Practice Guidelines in Oncology (NCCN Guidelines®): Hematopoietic Growth Factors Version 1. 2025.(2024-10-11)[2025-07-17]. https://www. nccn. org/professionals/physician_gls/pdf/growthfactors. pdf.

[7] 中国临床肿瘤学会指南工作委员会．中国临床肿瘤学会 (CSCO) 肿瘤放化疗相关中性粒细胞减少症规范化管理指南 (2021). 临床肿瘤学杂志，2021, 26 (7): 638-648.

4　粒细胞集落刺激因子相关不良反应及管理

粒细胞集落刺激因子相关不良反应及管理

不良反应	流行特点	处理原则		
		Ⅰ级推荐	Ⅱ级推荐	Ⅲ级推荐
骨痛	G-CSF 相关的主要不良反应，多为轻中度，发生率为 10%~30%[1-5]	对乙酰氨基酚和非甾体抗炎药［1A 类］ 若疼痛难以缓解则考虑降低 G-CSF 使用剂量[6]［1A 类］	抗组胺药和阿片类镇痛药［1B 类］	
脾破裂	报道罕见，但见部分病例死亡[7-13]	密切监测患者的脾破裂体征，包括腹痛（尤其是左上腹）、恶心、呕吐及进行性加重的贫血[14]［1A 类］		
肺部不良反应	接受 ABVD 方案和 G-CSF 治疗的霍奇金淋巴瘤患者博来霉素诱导的肺不良反应发生率为 26%[15]；接受 BEACOPP 治疗患者潜在肺不良反应尚不明确	不建议将 G-CSF 与 ABVD、Stanford V 化疗方案联合使用[14]［1A 类］ 接受增强的 BEACOPP 方案治疗的霍奇金淋巴瘤患者建议使用 G-CSF 支持[14]［1A 类］		

粒细胞集落刺激因子相关不良反应及管理（续）

不良反应	流行特点	处理原则		
		Ⅰ级推荐	Ⅱ级推荐	Ⅲ级推荐
中性粒细胞反应性增多		一般无须特殊处理[16]［1A 类］ 若化疗前（Day-1）血常规检测示 ANC>30×10^9/L 或白细胞计数>50×10^9/L，且评估需要使用 G-CSF 预防的患者，建议长效 G-CSF 剂量减半，短效 G-CSF 减量为 2.5μg/（kg·d）[16]［1A 类］		

注：ABVD. 多柔比星、博来霉素、长春碱和达卡巴嗪；BEACOPP. 博来霉素、依托泊苷、多柔比星、环磷酰胺、长春新碱、丙卡巴肼和泼尼松。

【注释】

a G-CSF 相关骨痛治疗的数据仅限于病例系列、综述和小型随机试验。这些研究支持在 G-CSF 给药后服用萘普生 500mg，b.i.d.，或其他类似非甾体抗炎药（NSAIDs）5~7 天[17-18]。然而由于合并症、不良反应、药物 - 药物相互作用及药物 - 疾病相互作用，NSAIDs 可能不适用于所有接受 G-CSF 支持的持续化疗患者[18]，此外，部分患者可能出现对 NSAIDs 无反应的骨痛[17]。作为替代方案，在 G-CSF 给药后可使用氯雷他定 10mg/d 或类似抗组胺药 5~7 天[19-22]。研究表明，减少 G-CSF 剂量可能在不增加 FN 风险的情况下有效控制 G-CSF 相关骨痛[23-25]。

b 已报道使用 G-CSF 时发生脾破裂的罕见病例，其中部分病例死亡[26-32]。这些病例发生于存在基础造血功能紊乱的患者、实体瘤患者及外周血祖细胞（PBPCs）的健康供者。G-CSF 诱导脾破裂的确切机制尚不清楚，但被认为涉及循环粒细胞和髓系前体的脾内积聚[33]，若患者疑似发生脾破裂，应立即联系外科会诊。

c 接受 G-CSF 治疗的患者发生博来霉素诱导的肺不良反应风险可能更高。一项针对 141 例接受 ABVD 化疗（多柔比星、博来霉素、长春碱和达卡巴嗪）的霍奇金淋巴瘤患者的回顾性研究中，接受 G-CSF 治疗的患者中博来霉素诱导的肺不良反应发生率为 26%，而未接受 G-CSF 治疗的患者中仅为 9%（P=0.014）[15]。两项研究表明，未给予 G-CSF 支持情况下，可安全地给予全剂量 ABVD[34-35]。由于不良反应和治疗延迟发生风险更高，建议接受增强的 BEACOPP 方案治疗的霍奇金淋巴瘤患者使用 G-CSF 支持[14]。

d G-CSF 可引起中性粒细胞一过性增高（外周血 ANC>30×10^9/L），少数患者出现幼稚粒细胞的现象，个别患者出现幼稚粒细胞的聚集。成人因非白血病引起的白细胞计数>50×10^9/L 被称为中性粒细胞类白血病反应，往往在停药后消失，粒细胞恢复期的通常持续 1~3 周，一般无须特殊处理[16]。

e 其他不良反应：部分患者可能对 G-CSF 产生变态反应（过敏反应），累及皮肤、呼吸系统或心血管系统。其他潜在毒性反应包括急性呼吸窘迫综合征、肺泡出血和血细胞增多症[36]。在接受 G-CSF 治疗的镰状细胞病患者中报道了镰状细胞危象（有时致命），但镰状细胞病患者未出现该症状[37-39]。同时报道了两例病例淀粉样变性患者接受 G-CSF 治疗后发生了显著毒性反应[40-41]。

参考文献

[1] KROSCHINSKY F, HÖLIG K, EHNINGER G. The role of pegfilgrastim in mobilization of hematopoietic stem cells. Transfus Apher Sci, 2008, 38 (3): 237-244.

[2] HEIL G, HOELZER D, SANZ MA, et al. A randomized, double-blind, placebo-controlled, phase Ⅲ study of filgrastim in remission induction and consolidation therapy for adults with de novo acute myeloid leukemia. The International Acute Myeloid Leukemia Study Group. Blood, 1997, 90 (12): 4710-4718.

[3] KIRSHNER JJ, HECKLER CE, JANELSINS MC, et al. Prevention of pegfilgrastim-induced bone pain: a phase Ⅲ double-blind placebo-controlled randomized clinical trial of the university of rochester cancer center clinical community oncology program research base. J Clin Oncol, 2012, 30 (16): 1974-1979.

[4] BENNETT CL, DJULBEGOVIC B, NORRIS LB, et al. Colony-stimulating factors for febrile neutropenia during cancer therapy. N Engl J Med, 2013, 368 (12): 1131-1139.

[5] KUBISTA E, GLASPY J, HOLMES FA, et al. Bone pain associated with once-per-cycle pegfilgrastim is similar to daily filgrastim in patients with breast cancer. Clin Breast Cancer, 2003, 3 (6): 391-398.

[6] LAMBERTINI M, DEL MASTRO L, BELLODI A, et al. The five "Ws" for bone pain due to the administration of granulocyte-colony stimulating factors (G-CSFs). Crit Rev Oncol Hematol, 2014, 89 (1): 112-128.

[7] TIGUE CC, MCKOY JM, EVENS AM, et al. Granulocyte-colony stimulating factor administration to healthy individuals and persons with chronic neutropenia or cancer: an overview of safety considerations from the research on adverse drug events and reports project. Bone Marrow Transplant, 2007, 40 (3): 185-192.

[8] AKYOL G, PALA C, YILDIRIM A, et al. A rare but severe complication of filgrastim in a healthy donor: splenic rup-

ture. Transfus Apher Sci, 2014, 50 (1): 53-55.
[9] FUNES C, GARCIA-CANDEL F, MAJADO MJ, et al. Splenic rupture in a plasma cell leukemia, mobilized with G-CSF for autologous stem cell transplant. J Clin Apher, 2010, 25 (4): 223-225.
[10] O'MALLEY DP, WHALEN M, BANKS PM. Spontaneous splenic rupture with fatal outcome following G-CSF administration for myelodysplastic syndrome. Am J Hematol, 2003, 73 (4): 294-295.
[11] VEERAPPAN R, MORRISON M, WILLIAMS S, et al. Splenic rupture in a patient with plasma cell myeloma following G-CSF/GM-CSF administration for stem cell transplantation and review of the literature. Bone Marrow Transplant, 2007, 40 (4): 361-364.
[12] WATRING NJ, WAGNER TW, STARK JJ. Spontaneous splenic rupture secondary to pegfilgrastim to prevent neutropenia in a patient with non-small-cell lung carcinoma. Am J Emerg Med, 2007, 25 (2): 247-248.
[13] BECKER PS, WAGLE M, MATOUS S, et al. Spontaneous splenic rupture following administration of granulocyte colony-stimulating factor (G-CSF): occurrence in an allogeneic donor of peripheral blood stem cells. Biol Blood Marrow Transplant, 1997, 3 (1): 45-49.
[14] National Comprehensive Cancer Network. NCCN Clinical Practice Guidelines in Oncology (NCCN Guidelines®): Hematopoietic Growth Factors Version 1. 2025.(2024-10-11)[2025-07-17]. https://www. nccn. org/professionals/physician_gls/pdf/growthfactors. pdf.
[15] MARTIN WG, RISTOW KM, HABERMANN TM, et al. Bleomycin pulmonary toxicity has a negative impact on the outcome of patients with Hodgkin's lymphoma. J Clin Oncol, 2005, 23 (30): 7614-7620.
[16] 中国临床肿瘤学会指南工作委员会 . 中国临床肿瘤学会 (CSCO) 肿瘤放化疗相关中性粒细胞减少症规范化管理指南 (2021). 临床肿瘤学杂志 , 2021, 26 (7): 638-648.
[17] KIRSHNER JJ, HECKLER CE, JANELSINS MC, et al. Prevention of pegfilgrastim-induced bone pain: a phase Ⅲ double-blind placebo-controlled randomized clinical trial of the university of rochester cancer center clinical com-

munity oncology program research base. J Clin Oncol, 2012, 30 (16): 1974-1979.

[18] MOORE DC, PELLEGRINO AE. Pegfilgrastim-induced bone pain: a review on incidence, risk factors, and evidence-based management. Ann Pharmacother, 2017, 51 (9): 797-803.

[19] ROMEO C, LI Q, COPELAND L. Severe pegfilgrastim-induced bone pain completely alleviated with loratadine: a case report. J Oncol Pharm Pract, 2015, 21 (4): 301-304.

[20] MOORE K, HAROZ R. When hydromorphone is not working, try loratadine: an emergency department case of loratadine as abortive therapy for severe pegfilgrastim-induced bone pain. J Emerg Med, 2017, 52 (2): e29-e31.

[21] DUGGAN C, MURPHY L, COSTELLO V, et al. Oral loratadine in the management of G-CSF-induced bone pain: a pilot study. Br J Nurs, 2019, 28 (4): S4-S11.

[22] KIRSHNER JJ, MCDONALD MC, KRUTER F, et al. NOLAN: a randomized, phase 2 study to estimate the effect of prophylactic naproxen or loratadine vs no prophylactic treatment on bone pain in patients with early-stage breast cancer receiving chemotherapy and pegfilgrastim. Support Care Cancer, 2018, 26 (4): 1323-1334.

[23] RAMAEKERS RC, OLSEN J, OBERMILLER AM, et al. Efficacy and safety of half-dose pegfilgrastim in cancer patients receiving cytotoxic chemotherapy. J Clin Oncol, 2012, 30 (15_suppl): 9110.

[24] TRILLET-LENOIR V, GREEN J, MANEGOLD C, et al. Recombinant granulocyte colony stimulating factor reduces the infectious complications of cytotoxic chemotherapy. Eur J Cancer, 1993, 29A (3): 319-324.

[25] Evens AM, Cilley J, Ortiz T, et al. G-CSF is not necessary to maintain over 99% dose-intensity with ABVD in the treatment of Hodgkin lymphoma: low toxicity and excellent outcomes in a 10-year analysis. *Br J Haematol*. 2007; 137 (6): 545-552. doi: 10. 1111/j. 1365-2141. 2007. 06598. x

[26] BOLETI E, MEAD GM. ABVD for Hodgkin's lymphoma: full-dose chemotherapy without dose reductions or growth factors. Ann Oncol, 2007, 18 (2): 376-380.

[27] D'SOUZA A, JAIYESIMI I, TRAINOR L, et al. Granulocyte colony-stimulating factor administration: adverse

events. Transfus Med Rev, 2008, 22 (4): 280-290.

[28] ADLER BK, SALZMAN DE, CARABASI MH, et al. Fatal sickle cell crisis after granulocyte colony-stimulating factor administration. Blood, 2001, 97 (10): 3313-3314.

[29] GRIGG AP. Granulocyte colony-stimulating factor-induced sickle cell crisis and multiorgan dysfunction in a patient with compound heterozygous sickle cell/beta+ thalassemia. Blood, 2001, 97 (12): 3998-3999.

[30] KANG EM, AREMAN EM, DAVID-OCAMPO V, et al. Mobilization, collection, and processing of peripheral blood stem cells in individuals with sickle cell trait. Blood, 2002, 99 (3): 850-855.

[31] GERTZ MA, LACY MQ, BJORNSSON J, et al. Fatal pulmonary toxicity related to the administration of granulocyte colony-stimulating factor in amyloidosis: a report and review of growth factor-induced pulmonary toxicity. J Hematother Stem Cell Res, 2000, 9 (5): 635-643.

[32] BASHIR Q, LANGFORD LA, PARMAR S, et al. Primary systemic amyloid light chain amyloidosis decompensating after filgrastim-induced mobilization and stem-cell collection. J Clin Oncol, 2011, 29 (4): e79-e80.

[33] TRILLET-LENOIR V, GREEN J, MANEGOLD C, et al. Recombinant granulocyte colony stimulating factor reduces the infectious complications of cytotoxic chemotherapy. Eur J Cancer, 1993, 29A (3): 319-324.

[34] EVENS AM, CILLEY J, ORTIZ T, et al. G-CSF is not necessary to maintain over 99% dose-intensity with ABVD in the treatment of Hodgkin lymphoma: low toxicity and excellent outcomes in a 10-year analysis. Br J Haematol, 2007, 137 (6): 545-552.

[35] BOLETI E, MEAD GM. ABVD for Hodgkin's lymphoma: full-dose chemotherapy without dose reductions or growth factors. Ann Oncol, 2007, 18 (2): 376-380.

[36] D'SOUZA A, JAIYESIMI I, TRAINOR L, et al. Granulocyte colony-stimulating factor administration: adverse events. Transfus Med Rev, 2008, 22 (4): 280-290.

[37] ADLER BK, SALZMAN DE, CARABASI MH, et al. Fatal sickle cell crisis after granulocyte colony-stimulating

factor administration. Blood, 2001, 97 (10): 3313-3314.

[38] GRIGG AP. Granulocyte colony-stimulating factor-induced sickle cell crisis and multiorgan dysfunction in a patient with compound heterozygous sickle cell/beta+ thalassemia. Blood, 2001, 97 (12): 3998-3999.

[39] KANG EM, AREMAN EM, DAVID-OCAMPO V, et al. Mobilization, collection, and processing of peripheral blood stem cells in individuals with sickle cell trait. Blood, 2002, 99 (3): 850-855.

[40] GERTZ MA, LACY MQ, BJORNSSON J, et al. Fatal pulmonary toxicity related to the administration of granulocyte colony-stimulating factor in amyloidosis: a report and review of growth factor-induced pulmonary toxicity. J Hematother Stem Cell Res, 2000, 9 (5): 635-643.

[41] BASHIR Q, LANGFORD LA, PARMAR S, et al. Primary systemic amyloid light chain amyloidosis decompensating after filgrastim-induced mobilization and stem-cell collection. J Clin Oncol, 2011, 29 (4): e79-e80.

5　中性粒细胞减少症合并感染的预防与治疗

中性粒细胞减少症合并感染的预防与治疗

分组	分层	抗生素的使用		
		Ⅰ级推荐	Ⅱ级推荐	Ⅲ级推荐
无 FN 患者的抗感染预防	血液恶性肿瘤患者	未使用 G-CSF 的血液恶性肿瘤患者使用抗生素进行预防［1A 类］		
	其他类型肿瘤患者	出现危及生命的中性粒细胞减少（ANC<0.5×10⁹/L）或预计中性粒细胞缺乏持续>7d，可以使用抗生素进行预防［1A 类］ 低危患者不推荐预防性应用抗生素［1A 类］		
FN 患者的抗感染治疗	MASCC 评估的高危患者	首选住院接受经验性静脉抗菌药物治疗［2A 类］		
	MASCC 评估的低危患者	在门诊或住院接受口服或静脉注射经验性抗菌药物治疗［2A 类］		

【注释】

a 根据 FN 和严重并发症的发生风险将患者进行风险分层，以便于为患者制订整体临床管理策略，其中 MASCC 可预测 FN 相关内科并发症风险，稳定状态发热性中性粒细胞减少临床指数（clinical index of stable febrile neutropenia，CISNE）可预测发生 FN 但表面处于稳定状态（无器官衰竭、生命体征异常和严重感染）的肿瘤患者严重并发症风险，评分系统见下表。

国际癌症支持疗法学会（multinational association for supportive care in cancer，MASCC）风险指数可以预测 FN 合并感染风险[1]。

MASCC 风险指数

项目	内容	评分
疾病负荷	无症状或伴有轻微症状	5
	伴有中度症状	3
	伴有严重症状	0
合并疾病	没有高血压（收缩压>90mmHg）	5
	无慢性阻塞性肺部疾病	4
	实体肿瘤或血液肿瘤既往没有真菌感染的病史	4
	没有需要胃肠外补液的脱水症状	3
状态	发生粒细胞减少性发热时患者处于门诊状态	3
年龄 / 岁	<60	2
	≥60	0

注：MASCC 评分<21 分者被判定为高危患者，MASCC 评分≥21 分为低危患者。

CISNE 评分可对 FN 患者进行风险分层[2]。

CISNE 评分系统	
适用人群	发生 FN 但表面处于稳定状态（无器官衰竭、生命体征异常和严重感染）的肿瘤患者
评分标准	美国东部肿瘤协作组体力状况评分 ≥ 2 分（2 分） 慢性阻塞性肺疾病（1 分） 慢性心血管疾病（1 分） 黏膜炎 ≥ 2 度（1 分） 单核细胞计数 < 200/μl（1 分） 应激性高血糖（2 分）
预后等级及建议	低危（0 分） 中危（1~2 分） 高危（≥3 分） CISNE 评分 < 3 分的患者可在医院观察 4~72h 或门诊随访 CISNE 评分 ≥ 3 分的患者有发生严重并发症的高风险，建议住院

[b] 通常使用广谱抗生素对无发热的中性粒细胞减少患者进行抗感染预防以预防最常见的病原体感染，但预防性抗感染治疗会增加一些风险，包括增加治疗费用、药物相关不良反应、二重感染[3]的易感性，并产生对抗生素耐药的菌株等，因此并不推荐对所有患者常规预防性应用广谱抗生素。

[c] 超过 60% 的 FN 患者可能合并感染或隐性感染，菌血症的发生率超过 20%，FN 的致死率极高[4]。

为避免进展为脓毒症甚至死亡，对于所有 FN 患者，其中包括已经接受预防性抗生素治疗的患者，要求在完成血培养等必要检查后（就诊的 60 分钟内）立即开始经验性广谱抗生素治疗。

[d] 在初始经验性抗菌药物治疗 48 小时后，应重新评估危险分层，确诊病原菌，并综合患者对初始治疗的反应决定后续如何调整抗菌药物治疗。具体抗生素类型的选择参考《中国中性粒细胞缺乏伴发热患者抗菌药物临床应用指南（2020 年版）》[5]。

参考文献

[1] KLASTERSKY J, PAESMANS M, RUBENSTEIN EB, et al. The Multinational Association for Supportive Care in Cancer risk index: a multinational scoring system for identifying low-risk febrile neutropenic cancer patients. J Clin Oncol, 2000, 18 (16): 3038-3051.

[2] CARMONA-BAYONAS A, JIMÉNEZ-FONSECA P, VIRIZUELA ECHABURU J, et al. Prediction of serious complications in patients with seemingly stable febrile neutropenia: validation of the clinical index of stable febrile neutropenia in a prospective cohort of patients from the FINITE study. J Clin Oncol, 2015, 33 (5): 465-471.

[3] PÉPIN J, SAHEB N, COULOMBE MA, et al. Emergence of fluoroquinolones as the predominant risk factor for clostridium difficile-associated diarrhea: a cohort study during an epidemic in quebec. Clin Infect Dis, 2005, 41 (9): 1254-1260.

[4] KUDERER NM, DALE DC, CRAWFORD J, et al. Mortality, morbidity, and cost associated with febrile neutropenia in adult cancer patients. Cancer, 2006, 106 (10): 2258-2266.

[5] 中华医学会血液学分会 , 中国医师协会血液科医师分会 . 中国中性粒细胞缺乏伴发热患者抗菌药物临床应用指南 (2020 年版). 中华血液学杂志 , 2020, 41 (12): 969-978.

附录

附录 1　抗肿瘤治疗不同方案的中性粒细胞减少性发热发生风险

导致 FN 高危风险的化疗方案	
疾病名称	化疗方案和化疗药物
急性淋巴细胞白血病	按急性淋巴细胞白血病治疗指南所选方案而定（具体参照急性淋巴细胞白血病治疗指南）
膀胱癌	剂量密集型的 MVAC 方案（甲氨蝶呤 + 长春碱 + 多柔比星 + 顺铂）
骨恶性肿瘤	VAI 方案（长春新碱 + 多柔比星或放线菌素 D+ 异环磷酰胺） VDC-IE 方案（长春新碱 + 多柔比星或放线菌素 D + 环磷酰胺与异环磷酰胺 + 依托泊苷交替使用） 顺铂 / 多柔比星 VDC 方案（环磷酰胺 + 长春新碱 + 多柔比星或放线菌素 D） VIDE 方案（长春新碱 + 异环磷酰胺 + 多柔比星或放线菌素 D + 依托泊苷）
骨肉瘤	高剂量异环磷酰胺联合高剂量甲氨蝶呤 多柔比星 + 顺铂（新辅助） 甲氨蝶呤 + 多柔比星 + 顺铂（初诊为高级别） 甲氨蝶呤 + 多柔比星 + 顺铂 + 异环磷酰胺 + 依托泊苷（初诊为高级别） 顺铂动脉介入联合多柔比星静脉滴注 顺铂动脉介入联合多柔比星 + 异环磷酰胺静脉滴注

抗肿瘤治疗不同方案的中性粒细胞减少性发热发生风险（续）

导致 FN 高危风险的化疗方案	
疾病名称	化疗方案和化疗药物
乳腺癌	ddAC-2wP（剂量密集多柔比星 + 环磷酰胺序贯紫杉醇双周） ddAC-wP（剂量密集多柔比星 + 环磷酰胺序贯紫杉醇单周） ddEC-P（剂量密集表柔比星 + 环磷酰胺序贯紫杉醇） TAC 方案（多西他赛 + 多柔比星 + 环磷酰胺） TE（多西他赛 + 表柔比星） TC 方案（多西他赛 + 环磷酰胺） TCH 方案（多西他赛 + 卡铂 + 曲妥珠单抗） FEC（氟尿嘧啶 + 表柔比星 + 环磷酰胺） 高剂量多西他赛 + 噻替哌 + 卡铂联合 高剂量多西他赛 + 噻替哌联合
头颈部鳞癌	TPF 方案（多西他赛 + 顺铂 + 氟尿嘧啶）
霍奇金淋巴瘤	维布妥昔单抗 +AVD 方案（多柔比星 + 长春碱 + 达卡巴嗪） BEACOPP 方案（博来霉素 + 依托泊苷 + 多柔比星 + 环磷酰胺 + 长春新碱 + 丙卡巴肼 + 泼尼松） BrECADD 方案（维布妥昔单抗 + 依托泊苷 + 环磷酰胺 + 多柔比星 + 达卡巴嗪 + 地塞米松）
肾癌	多柔比星 / 吉西他滨

抗肿瘤治疗不同方案的中性粒细胞减少性发热发生风险（续）

导致 FN 高危风险的化疗方案	
疾病名称	化疗方案和化疗药物
非霍奇金淋巴瘤	CHP 方案（环磷酰胺 + 多柔比星 + 泼尼松）+ 维布妥昔单抗 剂量调整的 EPOCH 方案（依托泊苷 + 泼尼松 + 长春新碱 + 环磷酰胺 + 多柔比星） ICE 方案（异环磷酰胺 + 卡铂 + 依托泊苷） 剂量密集 CHOP 方案（环磷酰胺 + 多柔比星 + 长春新碱 + 泼尼松）± 利妥昔单抗 MINE 方案（美司钠 + 异环磷酰胺、米托蒽醌 + 依托泊苷） DHAP 方案（地塞米松 + 顺铂 + 阿糖胞苷） ESHAP 方案（依托泊苷 + 甲泼尼龙 + 顺铂 + 阿糖胞苷） HyperCVAD ± 利妥昔单抗（环磷酰胺 + 长春新碱 + 多柔比星 + 地塞米松 ± 利妥昔单抗） Pola-R-CHP 方案（维泊妥珠单抗 + 利妥昔单抗 + 环磷酰胺 + 多柔比星 + 泼尼松）
黑色素瘤	以达卡巴嗪为主的联合方案（达卡巴嗪 + 顺铂 + 长春碱） 以达卡巴嗪为主，联合 IL-2+ 干扰素 α 的方案（达卡巴嗪 + 顺铂 + 长春碱 + IL-2+ 干扰素 α）
多发性骨髓瘤	DT-PACE ± 硼替佐米方案（地塞米松 + 沙利度胺 + 顺铂 + 多柔比星 + 环磷酰胺 + 依托泊苷 ± 硼替佐米）
卵巢癌	托泊替康（铂类与紫杉醇耐药的晚期或复发性患者） 多西他赛（对紫杉醇耐药的卵巢癌患者，包括上皮性卵巢癌） 卡铂 + 多西他赛（ⅠC~Ⅳ期上皮性卵巢癌或原发性腹膜癌行一线化疗的患者）

抗肿瘤治疗不同方案的中性粒细胞减少性发热发生风险（续）

导致 FN 高危风险的化疗方案	
疾病名称	化疗方案和化疗药物
结直肠癌	FOLFOXIRI 方案（氟尿嘧啶 + 亚叶酸钙 + 奥沙利铂 + 伊立替康）
食管癌和胃癌	DCF 方案（多西他赛 + 顺铂 + 氟尿嘧啶）
软组织肉瘤	MAID 方案（美司钠 + 多柔比星 + 异环磷酰胺 + 达卡巴嗪） 标准剂量多柔比星或高剂量表柔比星 异环磷酰胺 / 多柔比星 多西他赛
小细胞肺癌	CDE 方案（环磷酰胺 + 多柔比星 + 依托泊苷） 托泊替康
非小细胞肺癌	DC 方案（多西他赛 + 卡铂） NP 方案（长春瑞滨 + 顺铂）
睾丸癌	VeIP 方案（长春碱 + 异环磷酰胺 + 顺铂） VIP 方案（依托泊苷 + 异环磷酰胺 + 顺铂） TIP 方案（紫杉醇 + 异环磷酰胺 + 顺铂）

注：该表并未涵盖所有的高危方案，其他未包含在内的化疗药物 / 方案亦存在发生 FN 高风险的可能

导致 FN 中危风险的化疗方案	
疾病名称	化疗方案和化疗药物
隐匿性原发性腺癌	吉西他滨 + 多西他赛
乳腺癌	含多西他赛 ± 曲妥珠单抗 CMF 方案（环磷酰胺 + 甲氨蝶呤 + 氟尿嘧啶） AC-T 方案（多柔比星 + 环磷酰胺序贯多西他赛，仅紫杉烷部分） AC-TH（多西他赛序贯给药 + 曲妥珠单抗） AC-THP（多西他赛序贯给药 + 曲妥珠单抗 + 帕妥珠单抗） FEC-T（氟尿嘧啶 + 表柔比星 + 环磷酰胺序贯多西他赛） 紫杉醇 21d 方案（转移性或复发性） E-CMF（表柔比星序贯环磷酰胺 + 甲氨蝶呤 + 氟尿嘧啶） XT（卡培他滨、多西他赛标准方案） 戈沙妥珠单抗
宫颈癌	顺铂 + 托泊替康 顺铂 + 紫杉醇 托泊替康 伊立替康

导致 FN 中危风险的化疗方案	
疾病名称	化疗方案和化疗药物
结直肠癌	FOLFOX 方案（氟尿嘧啶 + 亚叶酸钙 + 奥沙利铂） FOLFIRINOX 方案（氟尿嘧啶 + 亚叶酸钙 + 奥沙利铂 + 伊立替康）
食管癌和胃癌	伊立替康 + 顺铂 表柔比星 + 顺铂 + 氟尿嘧啶 表柔比星 + 顺铂 + 卡培他滨
非霍奇金淋巴瘤	GDP 方案 ± 利妥昔单抗（吉西他滨 + 地塞米松 + 顺铂 / 卡铂 ± 利妥昔单抗） CHOP 方案（环磷酰胺 + 多柔比星 + 长春新碱 + 泼尼松 ± 利妥昔单抗） 苯达莫司汀
非小细胞肺癌	TP 方案（紫杉醇 + 顺铂） DP 方案（多西他赛 + 顺铂） CP 方案（卡铂 + 紫杉醇） 顺铂 + 长春瑞滨 顺铂 + 依托泊苷 多西他赛

导致 FN 中危风险的化疗方案	
疾病名称	化疗方案和化疗药物
胰腺癌	FOLFIRINOX 方案（氟尿嘧啶 + 亚叶酸钙 + 伊立替康 + 奥沙利铂）
卵巢癌	卡铂
前列腺癌	卡巴他赛
小细胞肺癌	CAV（环磷酰胺 + 多柔比星 + 长春新碱治疗晚期小细胞肺癌） 依托泊苷 + 顺铂 依托泊苷 / 卡铂
睾丸癌	依托泊苷 + 顺铂
尿路上皮癌	多西他赛
子宫肉瘤	多西他赛 多西他赛 + 吉西他滨

注：该表并未涵盖所有的中危方案，其他未包含在内的化疗药物 / 方案亦存在发生 FN 中风险的可能

附录 2　抗肿瘤治疗所致中性粒细胞减少症的一级预防流程

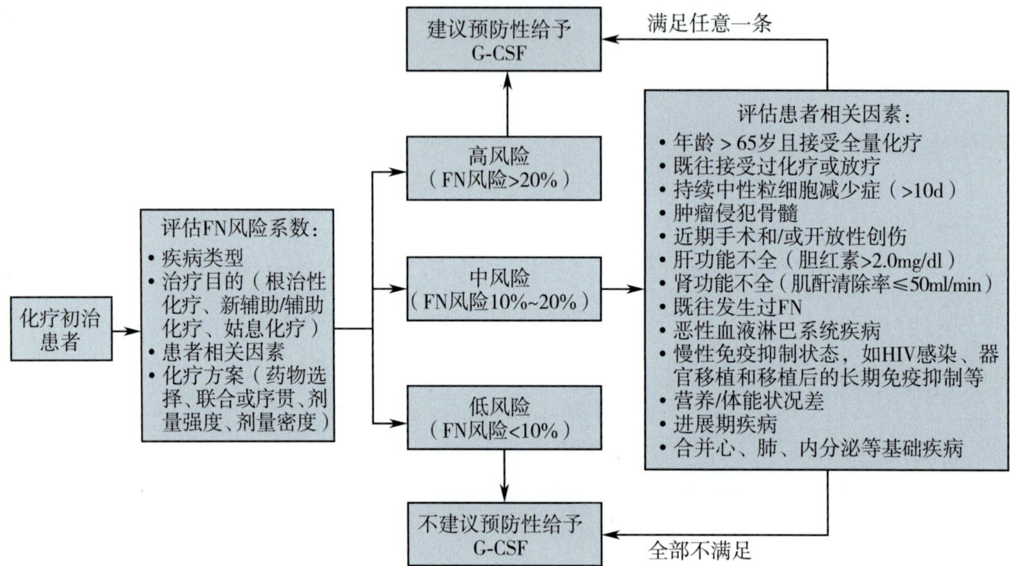

附录 3　抗肿瘤治疗所致中性粒细胞减少症的二级预防流程

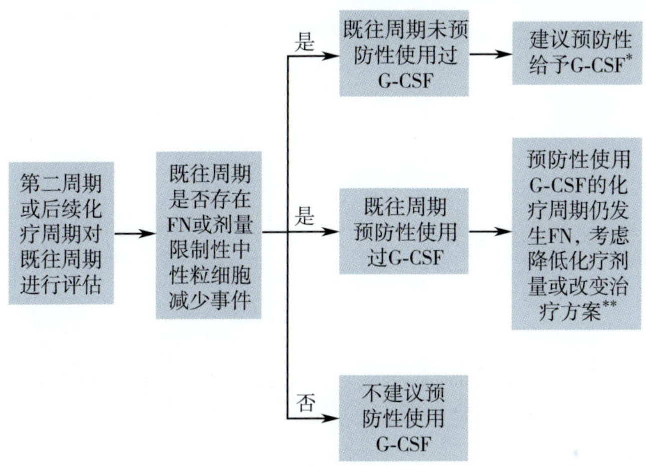

*风险评估未发生改变情况下，推荐持续给予G-CSF预防，避免中断；
**以治愈作为治疗目的时，应慎重考虑化疗药物的减量。

附录 4　抗肿瘤治疗所致中性粒细胞减少症的治疗流程

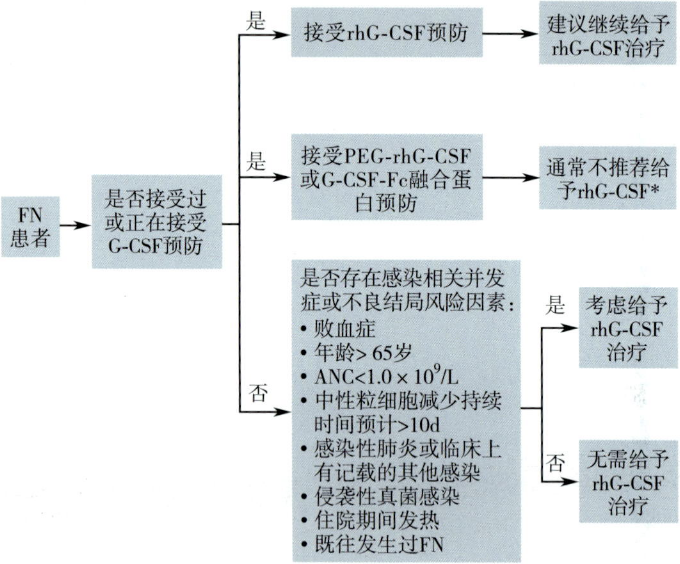

FN患者 → 是否接受过或正在接受G-CSF预防

- 是 → 接受rhG-CSF预防 → 建议继续给予rhG-CSF治疗
- 是 → 接受PEG-rhG-CSF或G-CSF-Fc融合蛋白预防 → 通常不推荐给予rhG-CSF*
- 否 → 是否存在感染相关并发症或不良结局风险因素：
  - 败血症
  - 年龄> 65岁
  - ANC<1.0 × 10^9/L
  - 中性粒细胞减少持续时间预计>10d
  - 感染性肺炎或临床上有记载的其他感染
  - 侵袭性真菌感染
  - 住院期间发热
  - 既往发生过FN

  - 是 → 考虑给予rhG-CSF治疗
  - 否 → 无需给予rhG-CSF治疗

*对于长期中性粒细胞减少（超过12~14天）患者，可以考虑给予rhG-CSF支持。